CON MI MENTE DE PAPEL

Una nueva y poderosa forma de expresar amor a los afectados por el Alzheimer.

MAR ALCALÁ

Editorial *Güipil*

Para otros materiales, visítanos en:
EditorialGuipil.com

Valora la esencia
de quienes forman parte
de tu vida.

- Mar Alcalá

Dedicatoria

Para mi Rudy y mi Teresita, a quienes recuerdo con amor; ellos dejaron una gran huella en nuestras vidas y corazones. Formaron un imperio de grandeza. Aun cuando estaban frágiles y vulnerables, aportaron lo máximo y fueron seres de amor y bondad que llenaron de calor nuestro hogar. Gracias a ellos pudimos valorar la esencia de quienes formar parte de nuestras vidas.

Agradecimientos

A mi Dios todopoderoso, Creador del universo, por la dicha de ser quien soy y el privilegio de vivir y poder compartir mi experiencia, dando un regalo de amor a quienes hoy padecen de *Alzheimer*, deseandoles vivir en un mundo mejor.

A mi esposo Elías, por su fe, amor incondicional, por todo el apoyo físico, mental y económico, y por hacer posible este impreso. Él es quien día a día me fortalece con su gran espíritu de inquebrantable.

A mi hija Mareli, que con su gran amor y dedicación se graduó de enfermera para apoyarme. Ella comparte sus conocimientos para dar un mejor cuidado a nuestros seres amados; con su amor y paciencia contribuye incluso en las altas horas de la noche cuando en ocasiones el insomnio no deja dormir al paciente.

A mi hija Jocelyn. Gracias por estar conmigo en cada momento. Ella es mi cocinera favorita, nos preparaba los mejores alimentos y le daba sabor a nuestras vidas con su dulzura; y con su carita llena de bondad nos acompañaba, poniendo color a nuestras nubes grises.

Gracias a mis adorables hijas, que pudiendo estar con gente rodeada de su misma edad, nos prefieren a nosotros. Gracias por su amor incondicional.

Gracias a mis tres amores —que son mi familia— vivimos rodeados de amor y paciencia la etapa con el *Alzheimer*.

Gracias a mi hermana Amalia, que se convirtió en la madre de mi padre en su última etapa, que hizo una pausa en su vida y se dedicó por completo a estar presente en cada momento.

Gracias a mi madre, por ser la esposa perfecta y dedicar toda su vida a mi padre.

Gracias a mi hermano Francisco, por contribuir para darle una vida mejor a mi padre.

Gracias a todos los que contribuyeron en la asistencia física del cuidado de mis seres queridos y por poder hacer posible darles una vida mejor.

Agradezco a Yoli Rosas, por su liderazgo y por impartir cada mañana la lectura *Mañanas encantadoras, cuando tomas acción empieza la magia.* ¡Gracias por tu liderazgo!

Gracias a María Recendez, por el empujón que me dio para tomar acción.

Gracias a mi gran amiga Angy Zavala, por estar conmigo cada día, por su apoyo incondicional, por compartir todo su conocimiento conmigo y sobre todo por creer en mí.

Gracias a la *Academia y Editorial Güipil* de Rebeca Segebre, por sus enseñanzas y darme la oportunidad de convertir mi mundo en un mundo mejor y poder llegar al corazón de quien más lo necesita. Gracias, gracias, gracias.

Agradecimiento especial al equipo de producción de Editorial Güipil por su hermoso trabajo y toda su dedicación para hacer posible este libro. Han hecho posible lo que yo creía imposible y lejos de alcanzar, son un excelente equipo.

Contenido

Introducción

Este libro está escrito con todo mi cariño en memoria a mis seres queridos que formaron parte de la estadística de pacientes con *Alzheimer*; y en respeto para todos aquellos que tienen o han tenido un familiar o paciente con esta enfermedad, en especial a mi querida Teresita, quien formó parte de mi crecimiento como persona; con su amor y ternura dejó un gran legado de amor en mi familia, ya que siendo yo muy joven y sin experiencia, ella me dio su confianza y abrió las puertas de su casa y de su corazón para compartir con mi familia grandes experiencias personales y darme el privilegio de asistir en su lento proceso como paciente de *Alzheimer*.

Crecimos como familia y como seres humanos. Fuimos testigos del lento desarrollo del *Alzheimer* y vimos cada una de sus etapas. Ella conocía el lento desarrollo de la demencia y el *Alzheimer*. Tomó conciencia y afrontó la realidad y dio instrucciones para enfrentar lo inevitable. Sin pensar que volveríamos a utilizar lo aprendido con mi padre, ya que también vivió con *Alzheimer* y tuvo diferentes experiencias. Siempre pensando en dar la mejor calidad de vida a tu ser amado.

Gracias a todos los pequeños detalles que con el tiempo pude recolectar en mis notas, mis seres queridos pudieron tener un mejor estilo de vida, vivir con dignidad hasta su último respiro, gracias a que me facilitaron con detalles dejando notas hoy puedo compartir contigo; espero que te sirvan tanto como a mí. Querido lector, toma tu lápiz y papel o tableta, ¡y manos a la obra!

CAPÍTULO 1

EL ALZHEIMER: CÓMO SE DEFINE

La mente está diseñada para preservar el pasado y recordar cada etapa de nuestras vidas. Es difícil de entender y comprender cada etapa de nuestras vidas, por más que se hagan estudios y se analice, siempre existe algo más que descubrir y analizar en nuestra mente perfectamente elaborada.

Nuestra memoria va acumulando cada uno de los eventos de nuestra vida incluso cuando aún no nacemos. Desde que se está desarrollando un nuevo ser en el vientre de la madre, la mente empieza a desarrollarse con gran capacidad de identificar el tono de voz de la madre o de cualquier familiar con quien estuvo interactuando durante ese tiempo;

en los nueve meses se forma un vínculo entre el bebé, la madre y familiares; el bebé también puede identificar algunos sonidos musicales y sonidos a los que estuvo expuesto durante el tiempo de gestación.

Nuestra mente perfectamente diseñada es un gran don divino. A medida que crecemos vamos acumulando los eventos más sobresalientes en nuestra vida, de acuerdo a la importancia que se le da; los momentos de más felicidad son aquellos en los que se guardan en un archivo especial en la mente.

Desde la infancia, el infante tiene el don de reconocer a los miembros de la familia y de rechazar a personas de las cuales no tiene recuerdo. Es normal el rechazo de un bebé hacia cualquier persona que no le resulte familiar, hasta que formen una conexión o pueda reconocer el tono de su voz. El pequeño va formando sus propios archivos, seleccionando lo que más le agrada y alejándose de lo que no le hace sentirse cómodo o seguro; esto forma la base fundamental para el desarrollo de cada ser humano. Lo que percibe, le agrada y le hace sentirse seguro forma su carácter y esencia de ser, y le lleva a tomar decisiones por sí mismo.

Tenemos algunos días más agradables que otros, pero quedan impregnados en la memoria aquellos que nos dieron más felicidad. Como cuando empezamos a ir a la escuela, el primer día de clase, cuando le llevas una rosa a la maestra sin saber cómo será, solo por el hecho de comenzar una etapa nueva de la vida; esos son momentos de gran impacto que estarán por siempre en nuestra mente y nuestros corazones. Debido a la pureza de nuestra mente, podemos crear y ver un mundo diferente. Nos sentimos conectados con nuestro primer amigo, que a pesar que la vida nos lleve por caminos distintos, siempre sabremos que contamos con esa hermosa amistad. Recordamos con gran entusiasmo la infancia, los juegos en nuestro vecindario, donde al caer la tarde todos se reúnen para disfrutar la niñez donde el reloj no importaba y lo único que había era la emoción y las ganas de vivir. Esos eventos son incomparables, son dicha y felicidad. Cada etapa es fundamental pues es define la esencia de quiénes somos; cada uno de los eventos especiales se acumulan y organizan de acuerdo en la categoría de importancia que le demos en nuestras vidas.

Casi nunca pensamos que podemos olvidar esos detalles tan hermosos que hemos vivido, a menos que hayamos conocido a alguien que ha perdido la memoria; pero nosotros pensamos que no nos sucederá lo mismo. Vivimos en una etapa donde nuestra mente está trabajando al 100%. Estamos tan ocupados en nuestro propio estilo de vida que pocas veces tomamos conciencia de lo importante que es nuestra mente. Y si estoy equivocada, y tú que has tomado conciencia sin que hayas tenido un familiar con padecimiento de demencia o *Alzheimer*, te felicito porque estás amándote a ti mismo. Pensar en tu salud mental es algo excepcional y de cierta forma te estás dando el mejor regalo.

Existen personas que tienen un regalo fantástico: la memoria fotográfica, quienes una vez que han visto un objeto o han vivido ciertos eventos, no puedan olvidar. Gracias a la manera extraordinaria que nuestra mente está diseñada y creada, hoy en día existen miles de doctores y científicos que hacen grandes cambios en nuestras vidas y nuestro planeta para mejorar nuestro estilo de vida.

Se han realizado descubrimientos como los tratamientos de enfermedades que no tenían cura, se han hecho posibles de curar gracias a las mentes de personas que han dejado su vida y corazón por buscar un tratamiento. Hoy en día se está trabajando duramente para encontrar algo que ayude con el *Alzheimer*. Pidamos a Dios que esto llegue a ocurrir, que llegue el día donde podamos conservar los bellos recuerdos de lo que hemos vivido en nuestras vidas.

Nuestra mente funciona de manera automática: hace que todo nos resulte con gran facilidad; se hace automático, no tenemos que levantarnos cada mañana y programar que haremos; respiramos automáticamente y nuestros órganos vitales funcionan porque nuestra mente ya lo tiene programado, no tenemos que darnos órdenes; todo está dirigido por el excelente motor diseñado llamado mente y solo un ser poderoso magnificente podría haber hecho algo tan maravilloso y perfectamente asombroso.

La mente subconsciente es muy poderosa y recibe millones de impulsos nerviosos por segundos. Debido a esto, los pacientes de *Alzheimer* reaccionan de manera espontánea y cambian en cuestión de segundos, eso hace imposible que puedan controlarlos, ya que su subconsciente está al mando y con el daño acumulado por el deterioro que ha surgido con la demencia y el *Alzheimer*.

Nuestro ser querido pasa por etapas muy difíciles donde no puede controlar ni recordar eventos de corto plazo; seamos generosos y pacientes para que tenga una vida menos dolorosa y que su día a día sea más sencillo. No esperemos que nos entiendan o reaccionen a lo que está ocurriendo en ese momento o lo que pasó el día anterior, solo demos nuestro tiempo de calidad y hagamos que se sientan amados.

Mi Reflexión

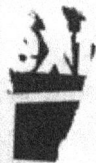

CAPÍTULO 2
LAS ETAPAS

Ahora compartiré las etapas que tuvimos que pasar con mis seres amados y cómo es que la ciencia las ha definido e identifica desde el primer momento en que se detecta y se empieza a manifestar el deterioro mental.

Comparto contigo, deseando que al igual que yo, en esta etapa puedas sentir la presencia de Dios en cualquier instante y te dé la sabiduría para tomar decisiones importantes, y puedas valorar minuto a minuto con tu familiar que padece de demencia y *Alzheimer*. Hablaré, no de una manera científica, porque solamente soy la hija de un paciente que sufrió con el *Alzheimer* que vivió feliz y disfrutó su hogar y familia hasta los últimos días. Doy testimonio de que mi padre fue feliz, se sintió amado y protegido: fue nuestro bebé grandote. Considero que la vida lo compensó de alguna manera, pues él fue huérfano y no tuvo calor de hogar en su niñez, así que como personas conscientes elegimos darle una buena calidad de vida y dejarlo disfrutar su casa de la estrella, como él solía llamar a su hogar.

A continuación comparto qué fue del *Alzheimer* y sus etapas en la vida de mi familia y mi padre.

¿QUÉ ES EL ALZHEIMER?

Se puede determinar que el *Alzheimer* está clasificado en ciertas fases en la vida del individuo. La ciencia lo divide en diferentes etapas, desde su manifestación hasta el momento que culmina la vida del ser humano. La manera que la ciencia define y descifra las etapas del individuo son de respeto y gran ayuda para el paciente y se determina cómo tomar los medicamentos y balancear la alimentación con buena nutrición, ya que del sistema digestivo e inmunológico del paciente depende que no tenga cambios drásticos en su tratamiento. La alimentación es base fundamental para el cuidado de cómo prevenir el avance progresivo del *Alzheimer*, esto no elimina el proceso pero sí forma parte del avance.

Mis familiares con *Alzheimer* siempre estuvieron presente en el comedor con la familia, y eso formó un cambio de alimentación para todos, así que ellos no se sintieron eliminados o excluidos del menú del hogar. Y nos fuimos integrando a un nuevo patrón de vida. Cuando se acepta que existe un problema real es importante tomar conciencia de los cambios, pues algunos familiares rehúsan hablar del tema, y por no tomar acción desde el principio no previenen la enfermedad, ya que para esto no existe edad, aunque sí se manifiesta con más frecuencia en la tercera edad .

LAS PRIMERAS ETAPAS PARA TODOS LOS PACIENTES CON ALZHEIMER

La persona tiene cambios notorios. Se va olvidando de eventos a corto plazo, deja objetos olvidados en los lugares menos indicados, hay palabras que no puede recordar con facilidad y en ocasiones prefiere no continuar con la conversación o repite la conversación con algún familiar como si no lo hubiera mencionado anteriormente. Esto puede ocurrir a menudo, pero no es un olvido diario. Si la persona es consciente, necesita hacerse estudios porque no es normal que olvide constantemente, es normal cuando está cansada por las altas tareas del hogar o las preocupaciones; pero una vez que empezó a notar este cambio en su vida, es muy importante hacerse exámenes o varios estudios médicos, para que así a temprana edad pueda tomar decisiones sabias y hacer un plan en el que pueda tener un mejor estilo de vida. Debido a las circunstancias que se presentan, es vital que deje todo escrito en su Memoria de Papel, como yo lo llamo, porque es la manera en que fácilmente recordará. Hoy en día probablemente no se necesita un papel, pues hoy existe un sin número de herramientas tecnológicas que nos simplifica la vida para tener recordatorios y así llevar un mejor estilo de vida.

Aquí doy principio a las etapas del *Alzheimer* de acuerdo a lo que aprendimos en varios entrenamientos en las clínicas y hospitales especializadas con pacientes de *Alzheimer*, y con ejemplos de cómo las viví con mis queridos pacientes a quienes atendí.

Mi Reflexión

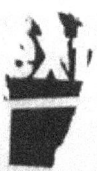

FASE UNO

No existe una edad específica para empezar a desarrollar los síntomas. Empieza a manifestarse de una manera leve por pequeños momentos de olvido, así como los cambios de conducta, el carácter variable en el estado de ánimo, cansancio excesivo; patrones que usualmente solían hacer y ya no tienen el deseo de seguir con el estilo de vida que tenían anteriormente, cambian drásticamente sus opiniones, sus habilidades para realizar las tareas, se distraen de lo que están haciendo con facilidad, algunas veces buscan ayuda en sus notas; al salir de casa regresan para asegurarse si todo está bien, si se quedó cerrado con seguro las puertas, si la estufa está apagada, si las llaves no están corriendo agua, revisan a su alrededor más de una vez antes de salir se aseguran de traer sus llaves. Esta es la primera fase en la que empieza a manifestarse la enfermedad del *Alzheimer*. Es leve pero repetitiva.

Aquí fue donde fue esencial colocar notas de papel, como por ejemplo:

Antes de salir debo de revisar
1. Llaves.
2. Cartera.
3. Revisar que las llaves están en mi bolsa.
4. Revisar si tengo suficiente dinero en la cartera

En nuestro caso, este fue un hábito diario a partir de que se manifestaron las primeras señales de olvido o distracción. En algunas ocasiones se tenía que hacer más de una vez para que nuestro ser querido sienta la tranquilidad de ir a la cama seguro. Es importante que sientan que su opinión cuenta, especialmente en las primeras etapas, donde están muy alertas y conscientes.

Crea tu propia lista accionable para esta etapa según las necesidades de tu familiar o ser querido.

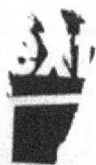

FASE DOS

Para esta fase es más notorio el olvido y la preocupación constante. Cuando el paciente se da cuenta de que está olvidando las cosas, empieza a hacer sus propias conjeturas; se preocupa demasiado, incluso puede culparse de lo que le está sucediendo, así como fácilmente le da poder al miedo: miedo a la reacción de la familia o a sentir rechazo; esto puede afectar el sistema nervioso y podría causar trastornos de sueño, lo cual no ayuda, ya que el descanso beneficia el estado emocional.

Si tiene hábitos como el de la lectura, puede que pierda la concentración y repita la misma página una y otra vez. Si ha tenido el hábito de tomarse un té o café, es probable que lo deje enfriar pues no pierde la noción del tiempo. Si suele dar largas caminatas, de repente regresa a medio camino porque pierde el interés, ya no quiere caminar. Para hacer las tareas del hogar puede que sea más exigente; si limpiaba el baño una vez al día, ahora lo hará dos; al momento de realizar la limpieza puede que descubra objetos que nosotros no podamos ver: ligeras manchas en el piso o la pared; y querrá que lo removamos o lo hará por su cuenta usando más fuerza porque no está seguro si está bien limpio o si sigue contemplando la mancha. Al momento de poner la ropa a lavar puede que lo haga dos veces, porque no duda si la ropa está limpia o probablemente porque olvidó que lo había hecho. Hace dos veces las cosas simples en el hogar, como la higiene personal: se cepilla los dientes y regresa nuevamente a hacerlo, se arregla el cabello una y otra vez porque no está seguro si empezó o ya terminó. Manifiesta un sin número de inseguridades en las labores personales que hacían por años, tiene la preocupación de si lo está haciendo bien y quiere asegurarse de que todo esté correctamente.

Para esto recurrimos a la Memoria de Papel, y comenzamos a dejar más notitas por la casa.

Cuarto de lavado
Instrucciones para utilizar la máquina de lavar:
1. Colocar la ropa dentro de la lavadora.
2. Colocar el jabón.
3. Añadir el suavizante.
4. Seleccionar el sistema de lavado.
5. Cerrar tapa de la lavadora.
6. Presionar encendido.

De igual manera para la secadora, seguir instrucciones paso a paso.

En el cuarto de baño
1. Colocar agua en un vaso.
2. Tomar la pasta dental.
3. Tomar el cepillo.
4. Tomar una toalla limpia.
5. Cepillar y enjuagar.

Con mis pacientes, las tareas cotidianas se hacían más naturales al dejar notas en los lugares más visibles. Era fácil seguir las instrucciones ya que no tenía que estar procesando cuál sería el siguiente paso.

Crea tu propia lista accionable para esta etapa según las necesidades de tu familiar o ser querido.

Crea tu propia lista accionable para esta etapa según las necesidades de tu familiar o ser querido.

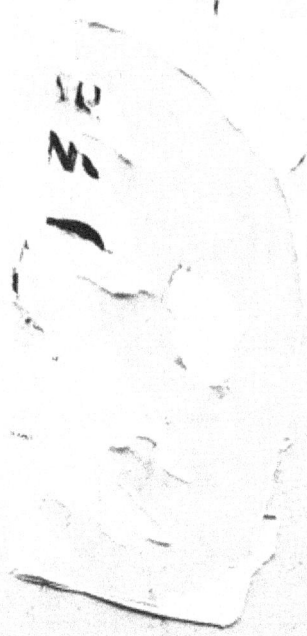

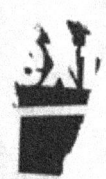

FASE TRES

Repite palabras y una y otra vez, suele tomar más tiempo de lo normal al realizar labores cotidianas como tender su cama. Durante día empiezan a repetir las palabras o la misma pregunta; sienten inseguridad al momento de preparar la mesa, revisan la casa para ver que todo esté nítido e impecable, caminan —y en ocasiones en círculos— porque están buscando algo y no saben cómo expresarlo. Es aquí donde empieza la preocupación y puede que sientan depresión y tengan necesidad de tomar largas siestas o se aseguran de que sus objetos de valor que estén en el mismo lugar y los revisan repetidamente.

Puede que por las noches tenga insomnio, que se sienta seguro si toma el teléfono y no cierra la puerta de la recámara por miedo a no poder abrirla.

En mi experiencia, noté que a los pacientes de *Alzheimer* les gusta leer antes de dormir los nombres que aparecen en las fotografías familiares. Regresan para asegurarse de ir al baño, por miedo de mojar la cama. Les gusta sentir que todo está en perfecto orden. Yo dejaba una nota en la puerta que decía CERRADO, para dar tranquilidad. Disfrutar de la lectura de la Biblia antes de dormir les ayudaba a conciliar el sueño; se podía contemplar su calma al escuchar pasajes bíblicos. Hasta esta etapa, nuestro ser querido aún está consciente de lo que pasa a su alrededor y puede sentir el apoyo de la familia y logra sentir paz incluso en sus momentos de agobio.

Crea tu propia lista accionable para esta etapa según las necesidades de tu familiar o ser querido.

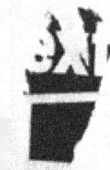

FASE CUATRO

En esta etapa no hay cambios drásticos en su conducta; sin embargo, el paciente se preocupa porque está consciente que la demencia y el *Alzheimer* avanzan. Empieza a dificultarle las tareas sencillas, como el preparar alimentos o conducir. Empieza a tomar precauciones, como el uso del dinero; no está cómodo al momento de realizar pagos o facturaciones, así que busca ayuda de sus familiares; olvida las fechas y eventos importantes, con dificultad recuerda el nombre de sus padres o de las personas de su congregación. Le cuesta recordar su dirección o la ciudad donde vive.

Ellos empiezan a darse cuenta que han dado un giro bastante grande en su estado mental y emocional. Puede que se niegue rotundamente a aceptar que está teniendo un problema de deficiencia mental, y da a conocer un carácter más fuerte e irritable.

En esta fase es cuando se tiene que tomar la decisión de utilizar una nueva estrategia para acercarnos a nuestro ser amado, darle la confianza y seguridad que tendrá apoyo y amor en todo momento. Aunque ellos olviden lo que les acabamos de decir, utilicemos frases cortas y concretas, no una explicación larga y confusa, ya que se pierde la esencia de lo que se desea comunicar; repetirles con paciencia de la misma manera que ellos preguntan una y otra vez. No molestarnos ni perder la paciencia si de repente agarra objetos que no solían agarrar y que le puede lastimar —como tijeras o cuchillos—, y con paciencia y amor hacerlos reaccionar.

Cuando están confundidos, no pueden identificarse a ellos mismos, se sienten perdidos, se irritan y molestan con gran facilidad, deja que se expresen a su manera y dales espacio. No pretendas hacerles entender que están equivocados o confundidos, porque nada de lo que podamos decir va a funcionar.

Es la etapa donde yo le he llamado *Adulto mayor*, ya que cuando nos convertimos en adultos mayores pensamos que siempre tenemos la razón; así que pongámonos en un punto neutro para que el paciente cambie su mal humor; hagamos que esto funcione para ambos con paciencia, amor y ternura, demostrémosle que es importante. No hay que darle importancia a su actitud, más bien hay que llamar su atención con algo diferente y veremos el cambio. Recordemos que nuestra mente está diseñada para recibir órdenes y aceptar sugerencias; por lo tanto, con gran sutileza hagamos que salgan del trance en el que por instantes quedan atrapados.

Cuando ellos empiezan a darse cuenta que hay un colapso en su mente, pierden sus memorias, sus habilidades, su privacidad, su autoridad y su capacidad para expresarse, se dan cuenta de que lo están perdiendo todo… ¡no permitas que te pierda también a ti! Tú estás ahí para amarlos, para ser su apoyo y ser su luz brillante. Dales la confianza y la seguridad que necesita para que en un rincón de sus mentes confundidas te encuentren y de cierta manera se puedan identificar contigo y confíen en ti.

Crea tu propia lista accionable para esta etapa según las necesidades de tu familiar o ser querido.

Crea tu propia lista accionable para esta etapa según las necesidades de tu familiar o ser querido.

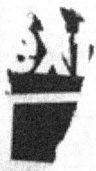

FASE CINCO

Es en donde empiezan a necesitar a los demás miembros de la familia. Es importante pedir ayuda de alguien que nos asista en el hogar para nuestro ser querido siga estando en el entorno familiar. Es imprescindible dividirse las tareas del hogar y la responsabilidad de estar con nuestro ser amado. Nosotros también necesitamos descansar, oxigenar nuestro cerebro, salir al aire libre y hablar con diferentes personas; que cuidemos de nosotros mismos es mostrar que nos preocupamos por el bienestar de nuestro familiar. Podemos transmitir nuestro estado de ánimo y crear un ambiente más agradable si estamos descansados y tranquilos. Necesitamos recibir y dar afecto a los demás miembros de la familia, necesitamos la libertad de seguir con nuestras vidas, así que en esta etapa no se requiere que hagas un sacrificio y que te fuerces. No es de jugar al héroe, es de dar la mejor calidad a nuestro familiar, tomar conciencia que al igual que tú amas a tu ser amado también otros miembros de nuestra familia lo aman. Es importante asistir a nuestro familiar con tiempo de calidad, porque es la etapa donde ellos tienen más necesidades y se requiere la ayuda para el aseo personal; se pierde la habilidad de estar solos, por lo tanto incluso para ir al baño necesitan nuestra ayuda.

Será difícil aceptar que alguien está ahí para ayudarle, darse cuenta que ya no tendrán más privacidad para que alguien más la asista en su higiene personal, esto es bastante incómodo las primeras veces; probablemente se rehúse, pelee y forcejee. Demuéstrale que solo quieres ayudar y que es indispensable mantenerlo completamente aseado por su propia salud, ya que cualquier descuido causará daños, infecciones y altas temperaturas, las cuales afectarán su estado mental y causará más confusión.

Este es un momento de vulnerabilidad para nuestro ser querido, por favor, sé noble, paciente, amoroso. Están en una etapa donde aceptar que alguien tenga que asistir en su higiene personal, tal vez les tomará algo de tiempo; y esto podría a ocasionar grandes y serios problemas. Es importante que su salud se encuentre en buen estado porque ellos ya no saben expresarse si tienen dolor, calor o frío. Para tratar a nuestro ser querido es importante que le mantengamos hidratado y bien alimentado para que no tenga trastornos de salud. En algunos casos en esta etapa olvidan caminar, empiezan a caminar de puntillas o sienten la necesidad de caminar en círculos, subir y bajar escaleras; se sientan y en unos segundos y vuelven a recorrer los por los pasillos; y para esto tenemos que tener cuidado porque pueden caerse y lastimarse. Incluso pueden romper sus huesos ya que estos empiezan a deteriorarse y son más frágiles. Podemos evitar todo esto si mantenemos a nuestro ser querido con alguien que esté siempre a su lado y tomar turnos en familia. Puede que se rehúse y le parezca sumamente incómodo, que pelee y que haga berrinche.

En esta etapa también ellos empiezan a querer agarrar los objetos aunque estén más lejos, ellos siempre están haciendo movimientos para alcanzar y agarrar, y las cosas se les escapan de la manos; suben y bajan sus manos; empiezan a cortar las palabras o a repetirlas, incluso llegan a molestarse porque ya no pueden tener una oración completa. Olvidan qué es lo que querían decir, y la manera de protegerse a sí mismos es mostrarse agresivos e irritables.

Empieza a vernos diferentes, como si nuestro rostro se moviese de su lugar, ve objetos en nuestra cara, ven luces raras o sombras en la casa, ve que los objetos se mueven de su lugar y empieza a sentir pánico, siente miedo de que alguien está dentro de la casa y se ha metido a robar. Puede que incluso grite pidiendo ayuda; puede que te vea de diferente manera y piense que lo vas a lastimar. En ocasiones su cuerpo empieza a ponerse muy rígido, ya no tiene la misma flexibilidad y se mueve con dificultad.

Recuerdo una hermosa tarde que fui a la playa a disfrutar con mi familia. Dejamos un cuidador en casa, todo estaba perfecto, muy bien planeado, nada podía salir mal. Excepto que mi querido Rudy se sintió abandonado, y empezó a caminar confundido. El hecho que la casa se sintiera vacía y que solo estaba una persona a su lado no era muy conocida para él, pues solía tener la compañía de la familia, estaba acostumbrado a la rutina y sentirse acompañado le daba seguridad. Empezó a gritar por ayuda y querer salir de casa. Sin duda fue un día difícil para el cuidador. Y no es que no lo conociera o hiciera mal su trabajo, solo que el silencio de casa hizo que Rudy se sintiera abandonado. Ese día fue trágico para él. En su confusión, caminó de puntillas y su pie derecho temblaba al andar, ya había olvidado cómo agarrar el teléfono, pero gritaba mi nombre. El cuidador me llamó de inmediato y por más que quise hablar con Rudy, estaba confundido y no permitía que se le ayudara; así que su pierna se dobló y se cayó. Yo estaba a 45 minutos de distancia de tráfico, así que no pude llegar a tiempo. Mi esposo manejaba; pero yo deseaba tener alas y salir volando para poder tranquilizarlo, ya que él estaba tan acostumbrado al tono de mi voz que solo al escucharme, se calmaba; aunque en sus días de berrinche y enojo, cerrara los ojos y al escuchar mi voz se calmaba cuando le leía pasajes bíblicos. En ese momento yo no estaba a su lado, y él estaba enfrentando todo solo en medio de su confusión. Los paramédicos llegaron y él sentía que lo iban a lastimar y lo tuvieron que dormir para poder subirlo a la ambulancia. Fue una hermosa tarde que se convirtió en gris.

Cuando llegué al hospital ya le habían realizado radiografías y su pierna estaba fracturada, se tenía que realizar una cirugía, de eso dependía que volviera a caminar o quedar postrado en cama. Lo difícil fue la recuperación, debido a que el cerebro ya no reacciona de la misma manera. Fue un proceso bastante largo. Empezar a caminar hacía que sintiera temor de volver a caer o reaccionaba al dolor que sentía en la pierna y rehusaba realizar cualquier movimiento que se le pidiera. Los terapeutas que le dieron la atención necesaria, debido a su estado mental, consideraron que cualquier esfuerzo era demasiado debido a su condición; lo bueno es que su mente se enfocó al 100 % y dejó de pelear y contradecir. En ocasiones me sorprendía porque amanecía de muy buen humor y con ganas de practicar para poder volver a caminar. La gran determinación que mi padre tenía era sorprendente y jamás se dio por vencido aun en sus momentos de confusión.

Querido lector, todos y cada uno de los días que vivimos con los pacientes de *Alzheimer* es un reto para probar qué tan leales somos a nuestras convicciones y qué tanta nobleza existe en nuestro ser. Recuerda que somos creación divina y como tal debemos de dar amor a quien lo necesita y nos ha dado lo mejor de su vida; por eso digo que es importante que se involucren tres o más personas al cuidado de tu familiar.

Me sentía responsable y creía que era yo quien tenía que estar presente en cada momento, pero olvidé que tenía más familiares a mi alrededor: a dos adorables adolescentes que también requerían mi atención. La mayor se convirtió en enfermera;

certificarse como enfermera fue su forma de buscar mi aprobación y demostrarme qué tan importante era lo que en ese momento vivíamos como familia; ella deseaba estar incondicionalmente a nuestro lado. La menor se convirtió en chef de comida vegana. Es mi cocinera favorita, realiza los mejores alimentos y siempre estaba al pendiente de las necesidades del hogar. Gracias a mi familia, a su amor y paciencia, llegamos a ser una unidos y darle lo mejor a nuestros seres queridos.

Crea tu propia lista accionable para esta etapa según las necesidades de tu familiar o ser querido.

Crea tu propia lista accionable para esta etapa según las necesidades de tu familiar o ser querido.

FASE SEIS

Para este proceso es muy importante que la familia esté más que unida y consciente en el amor que se le tiene al paciente, pues es la cuenta regresiva donde se necesita toda la atención posible, ya no pueden estar a solas pues ya no tiene la facilidad de controlar los movimientos de su cuerpo, incluso podría caerse al estar sentado, no puede apoyarse o acomodarse, ya no reacciona a ciertos movimientos, tiene reacciones espontáneos.

Algunas veces hablan y sonríen como si en su mente estuvieran teniendo alguna conversación. Aquí es donde tu adulto mayor actúa como si fuese un bebé; empieza a tirar saliva, hace ruidos como de bebé, balbucea; su manera de comer tendrá dificultades, al pasar alimentos por su garganta tendrás que tener cuidado especial para darle agua para que pueda digerir fácilmente. Se rehusará a comer o a beber. Algunas veces hará con su mano como si comiera por sí mismo, así que ahí es donde se le puede ofrecer algo de comer y de beber. Llegó el momento de alimentarlo como si fuese nuestro bebé.

Para sus momentos de privacidad para realizar sus necesidades fisiológicas, simplemente lo olvidará. Quizá haya días que ya no serán regulares, como al principio, y no pueda defecar u orinar.

En este proceso es importante que quienes estamos viviendo con ellos tengamos amor, paciencia y ternura; ese es mi propósito para escribir estas líneas para ti, mi querido lector. Mi padre tenía una frase: «Trátame bien y te trataré con amor». Mi padre tenía una manera muy expresiva al hablar, y era muy consciente de lo que decía. La persona sigue siendo la esencia de lo que fue desde un principio; la persona jamás pierde su esencia aunque sus facultades mentales no estén ahí. Nunca se van del todo, siempre habrá un rasgo donde tú te darás cuenta de que te va a ver con la ternura que te veía. Notarás que si tratas con todo tu amor y amabilidad a tu ser querido, de esa misma manera te responderá. Por favor, amémonos como Dios nos amó. Nuestros seres amados merecen lo mejor y lo mejor somos nosotros que para eso estamos a su lado.

Crea tu propia lista accionable para esta etapa según las necesidades de tu familiar o ser querido.

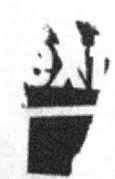

FASE SIETE

Es la etapa crítica puesto que ya nuestro familiar requiere toda la asistencia posible. No puede valerse por sí mismo ni para comer; ya no podrá alimentarse ni tomar líquidos por medio de cuchara, puede ser que se le tenga que dar solo papillas o alimentos disueltos, y será muy difícil poder alimentarlos, debido que el interés se pierde completamente y comen en cantidades demasiado pequeñas. Su estado de ánimo puede estar más tranquilo, incluso sonreír más a menudo, y tal vez hace los ademanes como si estuviera platicando con alguien muy querido pues se ve en el semblante.

Para esta etapa está bastante avanzado el deterioro de la mente y se debe de tratar con sumo cuidado pues la piel se hace muy sensible debido a que la circulación de la sangre ya no es la misma y puede ocasionarse marcas con facilidad.

Ha llegado el tiempo de usar los pañales desechables pues ya no reconocen el momento que necesitan asistencia y no expresan que tienen la necesidad de ir al baño; a algunas familias les resulta más eficaz tener sondas para orinar. En mi experiencia, fueron dos las razones por las cuales yo lo permití. La mente se olvidó de soltar la orina y esto podría ocasionar que sus riñones se afectaran y todo habría terminado. Mi Rudy no estaba enfermo ni padecía nada físico, excepto su estado mental, así que como familia optamos por la sonda; eso le daría más calidad de vida de mi padre y le ayudó a prevenir infecciones.

Puede ser que tenga largos episodios donde ya no puede conciliar el sueño o tal vez duerma por largos periodos de tiempo incluso sin ningún interés de comer o del aseo personal, su cuerpo ya no reacciona a los movimientos, puede que esté demasiado rígido o demasiado tenso y no tenga nada de flexibilidad, o que esté tan flexible que se complique más el poder asistirlo su cuerpo se siente más pesado, su mirada está perdida a la distancia. Tiene de poco o nada de interés en cualquier cosa que se le dé. El final se acerca, esto no implica que no sea tratado con el mismo amor que se le ha dado durante toda su enfermedad, ahora más que nunca la persona necesita tu amor pues su final se acerca y no puedes saber si será hoy o en una semana.

Notarás paz y tranquilidad en el alma de tu ser amado, ya no tiene prisa ni está corriendo tras el reloj. Su vida es un tesoro preciado, un regalo divino, y como tal valoremos su momento, acompañémoslo con ternura y todo nuestro amor. Al ver la vida de la perspectiva de tu familiar, comienzas a ver como si las manecillas del reloj se movieran en cámara lenta, como si no quisieran llegar a su final. Tómate tu tiempo y abrázale con ternura, y dedica un momento ante la presencia divina. Dios te ha regalado permitido compartir estos momentos cruciales. No temas, Dios está contigo y Su presencia es inevitable pues Él es el dador de vida. Con agradecimiento, reconoce que has tenido el privilegio de ser tu quien experimentó la dicha de ser parte de su historia.

Hoy puedo compartir mis experiencias con mis seres amados, y gracias a ellos pude tomar notas. En lo que ellos deseaban al momento que el *Alzheimer* iba avanzando, podíamos tener conversaciones de lo

CON MI MENTE DE PAPEL

que ellos deseaban para cuando los tiempos difíciles llegaran. A medida que nuestros seres amados saben la verdad de lo que está pasando en sus mentes, toman conciencia de lo que desean y no, por ejemplo con respecto a su privacidad. Son momentos de intimidad se deben de respetar. No importa el sexo del paciente. La privacidad es la misma y no fallemos en sus deseos. No por timidez o pena dejemos que un cuidador no le dé la privacidad requerida; seamos sumamente específicos en las indicaciones.

Algunas personas comentan que el paciente pelea, forcejea, se pone agresivo y difícilmente se dejan controlar; incluso se tiene que utilizar sedantes o tranquilizantes para poder asistirlos. No es que nuestro familiar desearía tener una reacción de esa clase; no está consciente de lo que está pasando en su realidad, no sabe si es bueno o malo, solo pelea su dignidad.

Mi experiencia con mis seres amados fue un regalo de Dios, jamás tuvimos que llegar al grado de medicarlos para tranquilizarlos, pues siempre estuvieron rodeados de amor y ternura por cada uno de mis familiares que contribuyeron en el cuidado. Sí tuve la triste experiencia de verlos agresivos cuando la rutina cambiaba o cuando por alguna emergencia familiar se tenía que requerir de asistencia de terceras personas. Esto no quiere decir que las personas no eran competentes; de hecho, tuvimos excelentes ayudantes que participaron y contribuyeron al cuidado de nuestros familiares; pero el cambio de rutina hacía que nuestro ser querido se confunda, es ahí donde era difícil de controlar.

No solo he tenido la experiencia de mi padre y amiga, he asistido a más pacientes de *Alzheimer* y de la misma manera los he tratado con respeto y dignidad. Nunca me agredieron ni me trataron mal; siempre he tenido contacto visual y amor para con ellos.

Considerando que están en una etapa de vulnerabilidad debemos comprender el estado emocional de cada etapa del paciente, ellos están experimentando cambios drásticos en su vida. Responden con amor y respeto. Consideremos que su mente ya no está presente para responder en el momento preciso, pero sí reaccionan a nuestros sentimientos. Como decía mi padre: «Palabras sacan palabras y cada acción siempre tiene una reacción». En el momento que ellos se sienten respetados y amados, responderán de igual manera. Claro que no es por arte de magia, es muy probable que estén tomando medicación que causa efectos secundarios. Mi consejo es realizar tus propias notas de papel.

Crea tu propia lista accionable para esta etapa según las necesidades de tu familiar o ser querido.

Crea tu propia lista accionable para esta etapa según las necesidades de tu familiar o ser querido.

CAPÍTULO 3
AYUDANDO A LA FAMILIA

¿Cómo entender a nuestro ser amado? ¿Cómo ser más conscientes, tiernos y compasivos y cariñosos? La tarea no es fácil. Cuando vemos que el tiempo regresivo nos está ganando, es muy doloroso para la familia. Pero tenemos la capacidad de comprender que nuestros familiares nos siguen amando, y no depende de ellos poder controlar sus acciones, emociones, sus frustraciones. Es muy importante que nuestro ser querido sepa que estamos ahí para amarlo, cuidarlo y protegerlo.

También es vital que el paciente no tenga emociones fuertes, ya que esto tendrá un colapso emocional y podrá provocar una crisis emocional y tendrá consecuencias en su salud mental.

Querido lector, esta experiencia es una prueba de lealtad a ti mismo. Depende de ti darle una calidad de vida con dignidad a tu ser amado. Con todo mi amor comparto estas las líneas en este libro y quiero que sepas que estoy contigo, tienes mi amor, mi comprensión y sobre todo, mi respeto. Te admiro por la decisión de leer y aprender más sobre estos temas. Demostremos que nuestros pacientes de *Alzheimer* no están solos. Somos un equipo, la unión hace la fuerza, y Dios es quien nos da la fuerza para seguir adelante. Dios te bendiga por tener la paciencia y dedicarle tiempo a tus seres queridos.

Ellos son frágiles y vulnerables, como adultos conscientes se les hace difícil aceptar la ayuda. Todos tenemos derecho de privacidad, pero cuando aparece el *Alzheimer* se termina. Tu ser amado, al darse cuenta de que el tiempo avanza, que va cambiando y se convierte en un adulto de la segunda edad. Como su carácter se hace tan fuerte y tiene una personalidad determinante, tal vez te resulte difícil aceptar ver que ha cambiado. Quizá cuando ya te habías acostumbrado a que tu ser amado esté en la tercera edad, y de un momento a otro cambia su actitud, empieza a das órdenes y no acepta una negativa, es posesivo, gruñón y de carácter explosivo. Y a los dos segundos, tu ser amado es agradable, noble y no se da por enterado de lo que acaba de pasar. Ellos viven como si fuera a la montaña rusa, viviendo un día a la vez con altas y bajas. No sabes lo que el mañana habrá. Ten en cuenta que para ellos también es un misterio. Considera que en su cerebro existe un gran desorden que no pueden controlar; ellos tienen que vivir con voces internas, sonidos e imágenes, se confunde la imaginación con la realidad, tienen una lucha constante en su interior; batallando con sus miedos, y es muy probable que no puedas descifrar lo que existe en su mundo interno. Todo está pasando muy rápido. Depende de ti que tengas un excelente día. Es de gran ayuda que se sienta seguro de sí mismo, que forme hábitos. Todos solemos vivir con hábitos básicamente automáticos; la mente está capacitada para crear nuevos hábitos, así que ¿por qué no intentarlo con nuestros seres queridos?

Es importante cultivar sabiduría y paciencia cuando estamos a cargo de un ser querido que padece de *Alzheimer*. Es impresionante cómo al manejar la situación de un día normal podemos tomar pequeños atajos al hablar y llegar a la base emocional, sin imponer, simplemente dejándote llevar como si fuese un danza. Eres la cabeza de ambos y tienes que actuar con amor e integridad; eres su mundo, tú le das seguridad, él responderá con confianza a pesar de que su voz ya no esté presente; estará tranquilo y te verá con amor. Actúa con amor y recibirás amor. Como dijo mi padre: «En mi corazón siempre estarás, aunque mi mente ya no te recuerde». Siempre habrá un vínculo que nos unirá a ellos; dejemos que el amor haga su magia.

CON MI MENTE DE PAPEL

Es importante colocar notas en lugares visibles para dar pequeñas pistas a donde debe dirigirse, para que le sea menos confuso caminar en la casa. Sus notas de papel le harán sentirse con seguridad porque asimila los nombres con los objetos.

El reloj avanza sin descanso y cada día es importante para ambos, pues no sabemos cómo llegará el mañana: disfruten el aquí y el ahora. Gracias por darle una excelente calidad de vida a tu ser amado, merece vivir con dignidad, como cualquier ser humano. Gracias por tomarte el tiempo al leer *Con mi mente de papel*, eres un ser maravilloso y Dios te dará la fuerza y sabiduría para seguir adelante con tu misión. Eres un ser de luz ya que iluminas a quien hoy depende de ti. Gracias por dedicarte cada día

CON MI MENTE DE PAPEL

para informarte sobre cómo darle mejor calidad de vida a tu ser amado. Todo aprendizaje vale la pena para una vida mejor. Recibes grandes bendiciones de parte de Dios, pues al preocuparte por el bienestar de tu ser amado demuestras tu valor. Cada día recibo grandes bendiciones y recompensas; a pesar de vivir con el dolor de ya no tener a mis seres queridos, me dejaron el regalo de lo vivido y ahora puedo compartir esta experiencia contigo. Espero que tomes tus propias notas y lleguen a tener momentos mágicos y maravillosos e inolvidables pues, Dios es amor y somos amor reflejado en nuestras obras de bondad.

Estos son ejemplos de las notas escritas por mis seres queridos, sabiendo que pronto de su mente solo quedaría lo que estaba escrito en el papel.

1- CON MI MENTE DE PAPEL REFERENTE A MI AMOR PROPIO

Siempre quiero lucir limpia, nítida e impecable; con todas las características que he tenido en el transcurso de mi vida quiero seguir con la esencia de quien realmente soy. A pesar de que mis recuerdos no están presentes, no permitas que mi esencia se pierda. Probablemente los cambios en mi persona te harán sentir que no quieras incomodarme, por favor, no lo dudes por un instante. Sigue mis instrucciones y llévalas a cabo, sé que no será fácil, aún cuando me moleste y me rehusé porque mi estado de ánimo ha cambiado y mi mente ya se ha olvidado de lo agradable que es tener una ducha calentita y confortable, por favor, no te detengas ni temas por mi enojo. Eso pasará. Realiza lo necesario y hazme lucir como yo desearía si estuviera mi memoria presente. Sigo siendo la esencia de quien he sido. Tal vez por un instante mi vago recuerdo regrese y pueda ver que sigo ahí presente al contemplar mi mirada frente al espejo. Tal vez me tome tiempo recordarme a mí misma, pero sé que me alegraré de seguir con la esencia de quién he sido, aunque mi mente ya no esté presente. Y que a su vez siento la esencia de seguir siendo la misma que deseo ser recordada hasta el último instante con elegancia y nitidez.

Seguir las instrucciones para llevarlas al pie de la letra no fue fácil, me invadía el recuerdo del momento donde me hacía tomar mi libreta y dejar por escrito las instrucciones, todo lo veíamos tan lejano. Como si el tiempo pasara en cámara lenta, solíamos dar agradables caminatas y en el transcurso hablábamos, reíamos y compartimos anécdotas mutuas. Fue allí cuando me dijo lo que se debía de hacer cuando su mente ya no estuviese presente; no dejaba pasar por alto ni un detalle, y ambos sabíamos que esto pasaría y que a pesar del dolor que se sentía, del pensar lo que vendrá, se tenía que dejar la instrucción por escrita, ya que no aceptaba un no por respuesta en la etapa primera donde se le diagnosticó el *Alzheimer* y su mundo se derrumbó.

Sin embargo, siguió siendo consciente y con una gran mentalidad, llena de proyectos y planes, esto le hacía sentirse que tenía un motivo para seguir, a pesar de que su mente no estaría presente. Confiaba plenamente en mí. No quería desperdiciar su vida, sabía que de cierta manera iba a causar impacto a otros en esta vida. No quería un final así, pero pudo dirigir su vida hasta el final.

Utiliza este espacio para crear **mi mente de papel** referente a mi amor propio.

Utiliza este espacio para crear **mi mente de papel** referente a mi amor propio.

2- CON MI MENTE DE PAPEL REFERENTE A LA ESENCIA DE CÓMO QUIERO SER RECORDADO

Cada ser humano destaca en la vida por ciertos atributos o logros adquiridos. A mi padre le llamaban *El Charro*. Él se caracterizaba por su porte al montar caballo y sus labores cotidianas en el campo. La imagen que nos viene a la mente cuando escuchamos *El Charro* es la de un hombre rudo, fuerte e imponente. Mi padre amaba ser llamado así, se le dibujaba una enorme sonrisa cuando se le decía así, y de esa manera quería ser recordado: vivió más de la mitad de su vida arriba de un caballo así que el titulo se lo ganó.

En tu experiencia, ¿quién es tu familiar? Toma notas, pues es y será lo que es. Le agradará seguir sintiendo la esencia de la persona que ha sido.

No descuides su apariencia física; si le gusta vestir con porte y elegancia, dale la prioridad a su ser; si le gusta tener su sombrero al lado, aunque ya no lo use, deja que lo tenga, eso le hace sentir que está presente su personalidad. Si usa peluca y no olvida el labial, dale su gusto. Si por costumbre tiene que arreglar sus uñas, ¡perfecto!, haz de su vida lo mejor en su momento.

Démosle ese regalo diario de sentirse identificados con ellos mismos.

Utiliza este espacio para crear **mi mente de papel** referente a cómo quiero ser recordado.

....

....

....

....

....

....

....

....

....

....

....

....

....

....

3- CON MI MENTE DE PAPEL
REFERENTE AL PERDÓN

Háblame del perdón. Platica conmigo, pregúntame si estoy molesto, si me gustaría perdonar o pedir perdón. Para mí es importante sentir que tengo la libertad de pedir perdón o perdonar aunque te diga no he dañado a nadie y me moleste contigo por tus preguntas fuera de lugar. Dame la libertad de sentirme con la fe y la confianza que soy capaz de perdonar y pedir perdón, aún cuando me moleste por tu comentario y te diga no quiero hablar, o mi rostro te demuestre molestia. Dime con amor que es importante el perdón.

Mi alma está presente, y cuando esté en lo más profundo de mis pensamientos, sé que oraré y pediré perdón, agradeceré saber que pudiste leer mis pensamientos y me ayudaste a pedir perdón y poder aliviar mi alma con ese sentimiento. Aunque sea un perdón de una pequeña ofensa, tal vez de un leve roce al no cooperar en el aseo personal, que haya estado con mal carácter, de mala actitud al momento de los alimentos que no fueron de mi agrado y que haya comentado algo inapropiado, incluso porque me no me dejaste explorar, me evitaste salir. Sé que te miro con enojo y me molesto aún cuando no quiero reaccionar de esa manera.

Quisiera ser consciente porque no te quiero lastimar, perdóname por mi carácter, mi actitud temporal. El perdón eleva mi alma y hace reposar mi estado emocional. Perdón por no perdonar cuando tuve el tiempo y cuando era el momento; perdón por ser tan insensato y caprichoso y en ocasiones no querer cooperar; perdón por lo que ya no recuerdo; perdón por lo que tal vez te ofendí; perdón por haber olvidado; perdón por no haber sido el mejor padre y haberte descuidado; perdón por poner mi trabajo en primer lugar que tus prioridades; perdón por no haber sido el mejor hermano.

Son infinitas las razones por las cuales pedir perdón, asegúrate de que me vaya tranquilo y haya perdonado lo suficiente y que haya sido perdonado.

El dolor y el sentimiento de haber lastimado o herido a alguien es muy difícil sobrellevar para alguien con *Alzheimer*, porque no puede o tiene el tiempo de asimilar el perdón, esto le lleva tener una gran carga emocional que afecta su espiritualidad.

Mi padre vivió 93 años. Fue un hombre de carácter fuerte, en su juventud tuvo desacuerdos con sus familias y esto le causó gran inquietud en su etapa de *Alzheimer*. Recuerdo que le leía un pasaje de Salmos y me interrumpió:

—*Quisiera poder pedir perdón pera ya no sé cómo.*

Sutilmente tomé su mano y le dije:

—Habla, te escucho. Si quieres pedir perdón, aquí estoy, hazlo.

Sabía que su mente estaba confundida y en ese momento estaba conservando algo de su esencia, así que le dejé expresarse. Pensé que no lo haría en su totalidad; pero me sorprendí cuando lo hizo y pudo desahogarse. Le dije:

—¡Te perdono!

Él me contestó:
—¿De veras?
—¡De veras!

Esa noche pudo dormir con tranquilidad. Le di la calma que él necesitaba en ese momento, su alma lo requería.

Pedir perdón de una manera física es esencial para la tranquilidad de todo ser humano, así que tomé la iniciativa y llamé a quien él había ofendido, y en su nombre pedí perdón; no pensé si era correcto o no, solo lo hice por amor a mi padre, a partir de ese momento sentí que él estaba con más tranquilidad.

Seamos conscientes y pidamos perdón en su momento, pero es mejor no ofender ni lastimar a nadie. Todos pasamos por situaciones diferentes, pero somos creación de Dios y estamos diseñados para amar, así que facilitando el perdón estamos dejando que nuestro ser amado esté en paz con él mismo.

Utiliza este espacio para crear **mi mente de papel** referente al perdón.

4- CON MI MENTE DE PAPEL
REFERENTE A MI CREENCIA

Mi religión es necesaria para mí, es muy importante que se respeten mis creencias. Amo a mi Dios desde mi infancia, Él me hizo crecer y me dio una gran familia. Me aferré a mi fe y pude fortalecerme en el amor de Dios. Te pido que respetes hasta mi último día mi voluntad y me hables del amor de Dios y lo que nos ha dado de bendiciones. No me dejes abandonar mi fe, deja que se siga alimentando en algún rincón de mi mente hasta llegar a mi alma.

Tal vez digas: «¿Para qué si ya no recuerda?»; tal vez no concuerdas con mi creencia, pero esta es mi vida, y mi decisión se queda. Quiero estar feliz, mientras pueda caminar y reunirme para adorar a mi Creador. Dame la oportunidad, tómame de la mano y condúceme al centro de adoración, dame el privilegio de alimentar mi alma. Podría parecer que no entiendo lo que pasa o que mi mente ya no está presente; pero ten la confianza que solo regresará mi mente por un segundo en mi lugar de adoración. Lo agradezco dulce y tiernamente.

La lectura de la Biblia y reunirme en mi congregación es lo que le dará paz a mi alma, ¡dormiré con tranquilidad! Gracias por darme la libertad de expresarme con gratitud a mi Creador a mi manera. Sé que en unos instantes tal vez lo olvidaré y que tú con amor me lo recordarás; y cuando llegue el momento de leer las Sagradas Escrituras, sé que disfrutaré tu voz mágica, y con amor eterno te escucharé. Contemplarás el gozo y el placer que siento dentro de mi alma, notarás las facciones de mi rostro al escuchar las historias divinas del libro perfecto llamado Biblia. Gracias por regalarme la dicha de estar consciente en mi mente, y se es el recuerdo interno que me hará vivir. Agradezco lo que para mí es importante: mi fe. Mi alma está en una constante primavera al escuchar de mi Creador.

Recuerdo a mi padre que, postrado en su cama, pedía salir del desierto, decía:

—Dios mío, déjame salir de este arenal.

Él estaba cansado de estar postrado. Ya no tenía esperanza alguna, los médicos nos habían dicho que el *Alzheimer* estaba muy avanzado en su última etapa, probablemente le quedarían de tres a seis meses de vida. Eso fue bastante doloroso. Nadie quiere escuchar cuántos días le quedan de vida, y si así fuese, todos deseamos hacer lo que nos plazca, ya sea visitar, comer o hacer lo que tanto nos gusta. Dadas las circunstancias, le preguntamos a nuestro padre qué quería hacer, qué deseaba; era difícil saber si nos daría una respuesta coherente debido a su condición avanzada; pero ¡él contestó!

—Quiero estar en mi casa La Estrella.

Mi padre tenía una fe inquebrantable; fue un hombre fuerte que jamás se dio por vencido. Nosotros, su familia, queríamos que él estuviera donde fuera feliz, así que se hicieron los preparativos para el viaje, y mi madre estuvo de acuerdo. Mi padre estaba bastante delicado, tenía más de un año postrado en una cama donde solía dormir la mayor parte del tiempo, y cuando despertaba solo le pedía a Dios que lo sacara de ese arenal. Así que se tomó la decisión y viajaron a su casa de *La Estrella*, la casa donde formó su familia y vio crecer a todos y cada uno de sus hijos, nietos y bisnietos, la casa a la que llamó *La Estrella*. Tenía una estrella grabada en la pared, ahí fue donde el milagro apareció y el deseo de mi padre moribundo surgió.

Después dormir tres días consecutivos, porque para él fue muy pesado viajar de un país a otro, fue a su lugar de origen. Tras unos días de recuperación pidió que le dieran un recorrido por su casa, sintiéndose identificado y seguro quería estar siempre en el pasillo para tomar el sol. Él no tenía esperanza alguna; sin embargo, por la fe ,el amor y la paciencia de mi hermana, volvió a caminar.

Solía estar sentado en su silla de ruedas con su gorra y su bastón que no utilizaba pero a le gustaba tenerlos cerca. Un buen día, acercó la caminadora de mi madre con el bastón y con gran cuidado y delicadeza se puso de pie. Mi madre y mi hermana sorprendidas lo dejaron ser.

Una vez parado y sintiéndose firme, se quedó observando. Con voz suave y tranquila, mi hermana le preguntó:

—¿A dónde vas?

—Al corral a ver si ya comieron las vacas.

Con delicadeza, mi hermana le dijo:

—Ya les dimos, no te preocupes.

Con sumo cuidado y por sí mismo volvió a sentarse. Después de eso, ya no quería estar en su silla de ruedas. Se sentaba en su sillón, siempre mirando curiosamente a su alrededor, poco a poco ejercitaba sus piernas; y otro día decidió levantarse nuevamente. Quería asegurarse por sí mismo que todo estuviera bien en casa. Después de eso siguió dando caminatas cortas unos cuantos pasos a la vez. Tenía todo para ser feliz, una esposa que lo amaba y que por más de 60 años la tuvo a su lado, una hija que se convirtió en su madre —la madre que nunca tuvo— y estaba rodeado de amor por nietos y bisnietos. Solíamos tener video llamadas; nos daba su bendición y nos cantaba. Mi padre fue feliz. Vivió más de tres años después de que le hubieran pronosticado no más de seis meses de vida; vivió en su casa de *La Estrella*.

Utiliza este espacio para crear **mi mente de papel** referente a mi creencia.

Utiliza este espacio para crear **mi mente de papel** referente a mi creencia.

5- CON MI MENTE DE PAPEL
REFERENTE A MI FAMILIA

Lo último que quisiera es olvidar el amor de mi familia, lo feliz que fue sentir el placer de ver nacer a los amores más grandes de mi vida, poder cargar con ternura esas caritas llenas de luz y alegría que hicieron que mi vida tuviera más alegría; verlas crecer, ser felices y triunfar. ¿Cómo querer olvidar? Sé que en un rincón de mi memoria podré recordarlo cuando la duda me invada y la confusión me agobie. Recuérdame con la Mente de Papel, abre el álbum de los recuerdos, platícame la historia de cada imagen reflejada aunque te mire con cara de confusión y *entienda poco; recuerda que en un rincón de mi mente nublada aparecerá esa imagen que sigue en mi corazón.*

¿Cómo querer olvidar a la persona con la que formamos un hogar? Al amor de mi juventud, a mi amiga. Mi compañera, todos esos momentos de desvelo que pasamos. La meta siempre fue estar en la misma página, en la misma conexión, la misma sintonía, ya que solo nos tenemos el uno al otro. Cada noche antes de dormir darnos las buenas noches y despertar felices. Los años de felicidad y amor que juntos hemos pasado quedaron impresos en Mi Mente de Papel. Pon a mi alcance las imágenes que traerán felicidad a mi alma cansada. Por favor, no muevas de lugar mis Memorias de Papel; cuando mi corazón desee recordar, sé en dónde las encontraré.

No quiero olvidar los momentos; en un rincón de las nubes negras de mi mente, sé que se encontrarán un lugar y se quedarán atrapadas para regresar. Cuando me pierdo en el tiempo y mi mirada está confusa y se pierde en el espacio, hazme volver, toma mi mano con delicadeza y mirándome con esa ternura que llevas en tu ser, hazme regresar y deja mi alma descansar.

Sé dulce y tierna conmigo. Utiliza el lenguaje del amor fraternal. Y si me enojo contigo y me pongo necio, te hago berrinche, por favor, tenme paciencia; y como si no existiera el enojo, dame un premio, un beso en la mejilla y dame las gracias por cooperar. Mi confusión es grande. Pero un beso no lo podré rechazar. Un beso es el regalo amoroso que sé que te puedo dar.

Mi familia mi motivo de existir, lo mejor para mí es estar con mi familia. Quiero recordar hasta el último de mi existencia, quiero sentir su amor, solo déjame mi álbum de fotos para regresar a mi mundo.

El amor de un padre o madre para sus hijos es tan grande que no importa el tiempo. Los padres siempre los verán en su alma como el pedacito de amor que creció, como ese ser pequeño que su vida iluminó. Al pasar los años y los hijos se van, siempre queda la ilusión y el amor plasmado; es un estado de conciencia atrapado en el tiempo y no se mide en los años que pasen, pues ellos siempre tienen la ilusión de volver a tener en sus brazos a quien de su ser se formó.

No te asombres si al pasar de los años sientes que tu padre se enfrió, que no es el mismo y tal vez su cariño cambió. No, eso no pasó, solo que ya respeta tu espacio y no quiere desagradarte ni incomodarte; siempre serás su prioridad, y si para verte feliz un paso atrás tiene que dar, es lo que hará. Que nunca cruce por tu mente que el amor de padre terminó: el amor no cambia, el amor engrandece.

Mi padre tuvo diez hijos, a todos nos amó por igual. Nuestras etapas fueron distintas, sin embargo, a todos nos bendecía cada noche antes de ir a la cama. Aun con su mente cansada y confundida, podía identificarnos. Nos cantaba en nuestra infancia y era una canción distinta para cada uno.

No es momento de juzgar o criticar al padre por sus acciones. Dejemos un legado de amor a nuestra generación y formemos un mundo mejor. Al ver al paciente confundido, démosle la alegría de recordar quiénes son sus seres queridos, y no olvidemos tener una fotografía de sus padres, así sabrá de dónde viene y hacia dónde irá. Hagamos que su alma esté tranquila y sienta el amor de la familia y calidez en su hogar.

Utiliza este espacio para crear **mi mente de papel** referente a mi familia.

6- CON MI MENTE DE PAPEL
REFERENTE A MIS TRIUNFOS

Mis logros son el esfuerzo y el gozo de disfrutar los logros merecidos. *Es difícil cuando mi mente está nublada y no puedo recordar, en esos instantes correré hacia el baúl de mis recuerdos, a mi Mente de Papel para recordar lo que tanto trabajé, por lo que cada día a día me esforcé, por el hogar por el cual me esmeré y me dediqué. Muéstrame cada triunfo, mis trofeos; daré mi recorrido por mi templo sagrado, mi hermoso hogar caminaré. Déjame sentir mis triunfos, déjame sentir el orgullo y la dicha de saber que lo logré. Muéstrame lo que con mis manos construí; déjame disfrutar minuto a minuto el hogar que yo decoré; déjame sentirme importante, porque las victorias conforman lo que hoy soy y lo que un día fui. Los triunfos formaron mi vida, formaron mi historia.*

Nuestros padres admiran lo que con su esfuerzo construyeron y que en honor a su familia formaron; son un triunfo y un orgullo en sus memorias, démosles el honor de seguir admirando esos por lo cual se han sentido orgullosos. Muéstrales sus fotografías o trofeos, el jardín lleno de rosas, su hogar decorado con los diseños que con sus manos construyeron; siempre habrá un lugar por el cual estar orgulloso. Debes de estar orgulloso de tu ser amado, quien con amor y ternura alcanzó sus triunfos en honor a ti. Si tú eres su hijo, muéstrale que valió la pena. El verdadero triunfo es dejar huella en cada ser que formó parte de nuestra historia.

Utiliza este espacio para crear **mi mente de papel** referente a mis triunfos.

7- CON MI MENTE DE PAPEL
REFERENTE A MIS HÁBITOS

No critiques mis hábitos, es algo que he realizado por toda una vida; aunque mi memoria no lo recuerde, mis hábitos aparecen. No te molestes por lo que mis hábitos me lleven a realizar incontrolablemente, de antemano te pido: tenme paciencia. Cuando termine de comer y ves que me inclino para levantar las pequeñas piezas de pan que sin querer tiré, no te molestes conmigo, espero no incomodarte; sé que voy a limpiar el piso, recoger cualquier pequeña pieza de pan en el piso es algo que siempre tendré, es algo que ya está en mi forma de ser; por favor, no te molestes.

Si juego con el palillo dental, no enfades, acostumbro a morderlo, es un hábito que no puedo contener; y si presiono de más el tubo de pasta dental, no te enfades, puede que sea porque de niño me gustaba ver cómo salía la pasta dental y oler su frescura.

Y si de repente regreso para realizar la misma acción, si me ves caminando descalzo por toda la casa, recorriendo cada habitación con amor y melancolía, déjame volver y recorrer cada espacio donde mi alma quedó impregnada. En algún rincón en mi mente aparecerá el gusto de sentirme libre y empoderado.

Cuando la mente está llena de confusión y vulnerabilidad es importante no agobiar a nuestro ser amado.

Recuerdo en una ocasión en la cual la familia salió a comer y pasar un momento agradable en un restaurante, cuando ya la etapa de mi padre estaba bastante avanzada. Yo estaba con caminadora llevando mi padre, abriendo camino entre la gente para llegar a la mesa 81 (era la favorita pues tenía una hermosa vista y siempre la pedíamos). Todo estuvo de maravilla y estuvimos muy bien atendidos. Al terminar de comer, como era costumbre, él se inclinó para tratar de recoger las migajas de pan en el piso; con amor le expliqué que todo estaba bien y que yo lo haría; él se molestó me dijo:

—Si yo lo tiré, yo lo levanto.

Era obvio que no dejaría de hacerlo. Se molestó y se rehusó a salir del restaurante. Ofrecí disculpas a las personas que estaban cercas de nosotros pues lo veían de una manera no muy agradable. Para distraer su mente, lo invité a salir; peo me contestó:

—Aquí atienden muy bien, estoy muy a gustito, no me quiero ir.

Era una tarde ocupada en el restaurante y necesitaban la mesa; pero mi padre se negaba a salir, y lo demostraba de gran manera. Se acercó el encargado con unos deliciosos postres por parte de la casa, y con amabilidad nos dijo que todo estaba bien, que tomáramos el tiempo necesario y entendía la situación pues su padre también padecía de *Alzheimer*; nos felicitó por la dedicación y paciencia que tuvimos con mi padre.

Siempre existirán ángeles en esta tierra que comprendan nuestra situación. No somos los únicos que pasamos por momentos difíciles en este planeta, estamos rodeados de personas que aman sin condición.

Utiliza este espacio para crear **mi mente de papel** referente a mis hábitos.

8- CON MI MENTE DE PAPEL
REFERENTE A MI ESPACIO

Permíteme disfrutar cada espacio, cada rincón que está a mi alrededor. Déjame disfrutar de mi melancolía y mi silencio; permíteme disfrutar de una leve música instrumental que me hará viajar a ese mundo donde está todo lo que necesito para ser feliz. Disfrutar la magia que realiza la suave música en mi interior dibuja una leve sonrisa de gratitud en mi interior Gracias por darme la dicha de permanecer en mi espacio interior donde mis recuerdos elevan el alma al Creador.

Cuando nuestro ser amado tiene momentos de melancolía y se aísla a su lugar favorito, démosle su espacio, permite que goce su tranquilidad donde pueda encontrarse él mismo, háblale con amor y pregúntale si todo está bien. Tal vez no se dará cuenta de qué está pasando, pero para este tiempo nosotros ya debemos saber que tan solo con una mirada nos puede entender; permanezcamos a su distancia y dejémosle disfrutar su tiempo de melancolía. Y si acostumbra a escuchar música, pongámoslo a un volumen que pueda disfrutar; tal vez leerle pasajes bíblicos que le harán sentirse más identificado, llevarle su espacio de privacidad o a su jardín, o a recoger algunas flores del jardín que le hagan sentir feliz.

Utiliza este espacio para crear **mi mente de papel** referente a mis hábitos.

9- CON MI MENTE DE PAPEL
REFERENTE A MIS GUSTOS

Sé que si estás aquí conmigo y me atiendes es porque me quieres y deseas lo mejor para mí; solo te pido que por favor atiendas mis gustos con amor, sin quebrantar tus principios . Con amor y un cachito de felicidad, yo puedo lidiar. Mi gusto es el chocolate, aunque sea solo un poquito. ¡El chocolate es el alimento de los dioses! y no me asesinará; solo pon un poco en mi lengua para que pueda disfrutarlo, jamás me enteraré si comí toda una barra o si solo fue una piececita; pero sin duda me dará felicidad.

Y si al momento de darme un baño en la tina quiero quedarme por más tiempo, solo dame dos minutos más, sé que te lo agradeceré; y si me pongo caprichoso y de la tina no quiero salir, prométeme que me darás la delicia divina de disfrutar un chocolate calentito o me darás el recorrido por el jardín que tanto me gusta; cambiaré mi actitud y al salir de la tina ya no lo recordaré. Quédate conmigo y hazme compañía, déjame disfrutar que te tengo y que estás conmigo.

Marcamos la diferencia con nuestra actitud al hablar con amor y paciencia. Todos seguimos teniendo los mismos hábitos y los mismos gustos, y no veo por qué cambiarlos; es mejor complacer su gusto y ver su rostro lleno de esplendor y felicidad.

Utiliza este espacio para crear **mi mente de papel** referente a mis gustos.

10- CON MI MENTE DE PAPEL
REFERENTE A MIS MIEDOS

Ten paciencia si mis miedos me dominan y al hablar no me puedo expresar, si mi mirada no te hace sentir cómoda en los momentos de miedo y dolor. Ya no tengo el control de mis acciones y tal vez lo peor de mí salga en mis reacciones, no sabré cómo hablar y serán momentos tal vez de angustia; ten paciencia, no temas sé que el momento pasará y la calma llegará. Puede que tenga visiones, sombras que a mi mente agobian y no puedo escapar; no te quiero lastimar, dame tu paciencia, sé que en mi confusión tu mirada encontraré, con amor me atenderás y veré la luz de tu mirada que mi alma calmará. Mi mente juega conmigo, es difícil ver lo ficticio y la realidad, solo quédate conmigo y pon una leve música, eleva una oración y mis miedos calmarán. Gracias, gracias por estar y ser mi todo y mis miedos calmar.

En los momentos de frustración y confusión, cuando al caer la tarde y empieza la mente a estar cansada y todo empieza a confundirse y la quietud parece haberse escapado por la ventana, donde los miedos y la noche se acerca y que se siente más vulnerabilidad, por favor, ¡ten paciencia! Tal vez te lastima lo que tu familiar diga o haga, y tú a la vez estés cansado y solo quieres ir a dormir; y es cuando se hace más difícil la situación pues parece que le inyectaste energía a tu ser amado y se rehúsa a ir a descansar. Respira profundo, ten calma y serenidad, una música leve te puede ayudar. Recuerda las notas de papel, escribe con color bastante visible: «Es hora de dormir»; coloca más de un letrero donde lo pueda ver; no digas palabra alguna para que no se sienta más la confusión, marca con flechas su recámara; y si busca tu mirada en medio de la confusión, dale una linda sonrisa llena de amor.

Utiliza este espacio para crear **mi mente de papel** referente a mis miedos.

11- CON MI MENTE DE PAPEL
REFERENTE A MIS LIMITACIONES

Déjame tomarlo con calma, dame mi tiempo de procesar y aceptar esta etapa. Solo coloca tu mano en mi rostro y déjame observar con amor y dulzura el momento de la realidad; permíteme ser dirigido por ti, dame la confianza que necesito para creer que todo está bien. Perdóname por ser tan exigente y querer sentir que estás presente; perdónarme no poder expresarme y depender de ti a diario. Cada día más es un día menos que estoy aquí. Mi privacidad ya no existe pues ahora para todo dependo de ti y de mis seres amados.

Mi deseo es que me tengas paciencia, por favor. Te doy el permiso de que conduzcas mi cuerpo de manera respetuosa para que puedas atenderme y asistirme en mi aseo personal. Permíteme tener la dignidad y la certeza de que siempre cubrirás mis áreas privadas y jamás las tendrás a la intemperie. Respeta mi dignidad, dame mi tiempo y mi espacio para poderlo analizar. Y si no te expreso mi gratitud en su momento, no te molestes conmigo. Sé que puedo confiar en ti. Gracias por asistir mis limitaciones y estar conmigo.

Los momentos de vulnerabilidad en nuestro paciente o nuestro familiar son muy sagrados, ellos jamás hubieran deseado estar en una situación así, sabemos que fueron seres llenos de vitalidad y nos dieron grandes enseñanzas en nuestra vida, así que tratemos con dignidad cada etapa de su vida. Ellos son muy conscientes en sus momentos de vulnerabilidad, pues aunque su voz no está presente, ellos defienden su dignidad y quieren ser respetados y valorados. Dejemos claras instrucciones para todos y cada uno de los contribuyentes en el cuidado personal de nuestro familiar para que se respete su dignidad hasta en lo mínimo.

Utiliza este espacio para crear **mi mente de papel** referente a mis limitaciones.

12 - CON MI MENTE DE PAPEL
REFERENTE A LA GRATITUD

Gracias, gracias, gracias por este bello regalo que me han dado. Gracias por la oportunidad de haber compartido mi vida contigo. Gracias por permitirme dejar mi vida en tus manos. Gracias por la dedicación, el tiempo, la paciencia, el amor y la ternura que has dado a mi alma. Gracias por los momentos de dicha y felicidad que trajiste a mi vida, por la quietud y el regocijo que das a mi alma cuando mi mente ya estaba gris y solo existían nubes a mi alrededor. Gracias por darle luz brillante y esperanza a mi vida. Gracias por haberte tomado el tiempo y la paciencia de estar a mi lado. Gracias porque aunque yo ya no esté presente, *en mi mente nunca dejarás de ser quien eres. Me dedicaste amor y ternura, te complaciste en querer halagarme, en darme lo mejor de ti, y lo hiciste. Tal vez hoy mi mente ya no está presente, pero mi corazón y mi gratitud siempre vivirán contigo. Gracias por esa nobleza que hay en tu mirada. Gracias por los tiempos de felicidad que me diste. Gracias por no dejar que mi fe desfalleciera por las nubes negras en mi cabeza. Gracias por existir. Gracias por el amor y la ternura que hay en ti.*

Gracias a mi familia querida que estuvo presente en cada momento. Gracias por los ingresos económicos y a cada uno de mis hijos que estuvieron presentes. Gracias por la nobleza que cada uno de mis hijos tiene. Gracias por el respeto. Gracias por haberme sacado de ese arenal en el cual mi mente perdida no encontraba la paz. Y gracias por dejarme vivir en mi casa de La Estrella. Gracias porque mis hijos se convirtieron en mis padres cuándo en mi infancia fui un huérfano y carecía de amor. Gracias porque me dieron la oportunidad de vivir en un hogar cálido. Gracias por darme la oportunidad de vivir mi segunda infancia a plenitud al lado de mis hijos, nietos y bisnietos, rodeado de amor y ternura.

Gracias a mi esposa que me cuidó con amor y ternura. Gracias a las manos nobles que con ternura me alimentan. Gracias por el inmenso amor que me han dado y por estar siempre presente. Gracias a mi compañera que me dedicó su vida entera. Gracias a mi familia, la colmó de bendiciones y de gratitud. Gracias a mi Dios que nunca me soltó de Su mano y siempre alimentó mi fe.

Quiero que me recuerden como he sido durante toda mi vida, mi mente está conectada en algún lugar con mi alma. Mi recuerdo vivirá en tu memoria y gracias a ti pude darle vida a mi historia que hoy queda impregnada en mi Mente de Papel.

Gracias por permitirte leer hasta el final lo que con tanto amor comparto contigo. Para mí ha sido un privilegio vivir con seres maravillosos que dejan una historia de fe y esperanza para las nuevas generaciones. Si hoy tienes la dicha de ver y abrazar a tu ser amado, no dudes en hacerlo; en el fondo estará presente.

Con amor he compartido estas nota que fuesen importantes en la trayectoria que juntos vivimos y con tanta ternura compartimos.

Cada etapa es diferente y se tiene que ir asimilando como desde una formación temprana para hacer los ajustes necesarios. Debemos darle importancia a sus cambios drásticos pues es cuando todo empieza a formar parte de la nueva conciencia que está adquiriendo nuestro familiar.

Debemos darle seguridad, porque es allí donde empieza el ciclo regresivo y parece que está más consciente de sí mismo pues habla con tanta seguridad y firmeza que te hace dudar si realmente existe un problema mental. Cuando nuestro adulto mayor se dé cuenta de que ya no tiene espacio para más recuerdos en su interior existe la gran confusión.

Mostremos compasión y disfrutemos detalle a detalle ya que nuestra vida no regresa, así es como podemos darles cada día lo mejor de nosotros.

Utiliza este espacio para crear **mi mente de papel** referente a la gratitud.

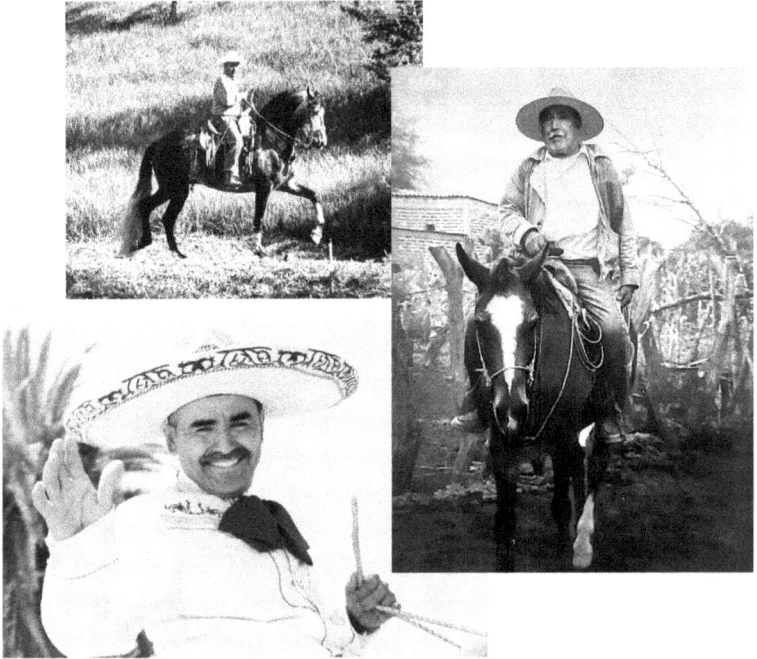

En esta fotografía está El Charro, mi padre; y el de la segunda foto es mi hermano Francisco Javier, representando a nuestro padre.

El ser humano se mantiene con su esencia hasta el último instante y es por esto que mi propósito es llegar a las personas que tienen familiares que requieren una conexión de corazón a corazón con su paciente durante etapas médicas difíciles. Aun en medio del mundo de confusión que vive el paciente de *Alzheimer*, se sigue preservando la esencia de quién es cuando es tratado con amor.

ACERCA DE LA AUTORA

Mar Alcalá nació en Jalisco, México. Ella se capacitó para tratar a la personas con *Alzheimer* y demencia para poder atender a su padre que sufría deterioro mental y también a su mejor amiga, en lugar de llevarles a un centro de rehabilitación. En este libro, ella comparte sus veinte años de experiencia con pacientes de *Alzheimer* y su convivencia con ellos cada etapa con amor y dedicación. Ella vive en San Bernardino, California, con su familia. Su pasión es vivir intensamente como hija, esposa, madre y abuela.

Ella es estudiante de la *Academia Guipil: Escribe y Publica tu Pasión* y miembro destacado de la *Comunidad Mujer Valiosa.*

Para más información y contacto escribe a:
Mar Alcalá
E-mail: ms.alcala9@gmail.com

NOTAS

NOTAS

www.ingramcontent.com/pod-product-compliance
Lightning Source LLC
Chambersburg PA
CBHW052246270326
41930CB00032B/2900